48 Starke Rezepte, um deinen Bluthochdruck unter Kontrolle zu bekommen:

Eine natürliche Lösung zur Hypertonie ohne Tabletten und Medikamente

Von

Joe Correa CSN

COPYRIGHT

DANKSAGUNG

Dieses Buch ist meinen Freunden und meiner Familie gewidmet, die leichtere oder ernstere Krankheiten hatten. Sie sollen eine Lösung für Ihre Probleme finden und die erforderlichen Veränderungen in Ihrem Leben einleiten

48 Starke Rezepte, um deinen Bluthochdruck unter Kontrolle zu bekommen:

Eine natürliche Lösung zur Hypertonie ohne Tabletten und Medikamente

Von

Joe Correa CSN

INHALT

ÜBER DEN AUTOR

Nach Jahren der Nachforschung glaube ich ernsthaft an die positiven Auswirkungen, die Ernährung auf Körper und Geist haben kann. Mein Wissen und meine Erfahrung hat mir geholfen, gesünder über die Jahre zu kommen und an meine Familie und Freunde weiterzugeben. Je mehr du über gesundes Essen und Trinken weißt, desto schneller willst du deine Lebens- und Essensgewohnheiten ändern.

Ernährung ist ein wichtiger Bestandteil von einem gesunden und langen Leben. Also fang heute damit an. Der erste Schritt ist immer der wichtigste und bedeutendste.

EINLEITUNG

48 Starke Rezepte, um deinen Bluthochdruck unter Kontrolle zu bekommen: Eine natürliche Lösung zur Hypertonie ohne Tabletten und Medikamente
Von Joe Correa CSN

Hypertonie oder Bluthochdruck, der von Spezialisten auch „der stille Tod" genannt wird, ist eine weit verbreitete Krankheit. Es wird zu Beginn für eine sehr lange Zeit vermutlich überhaupt nicht bemerkt. Auf lange Sicht führt er aber zu Nierenerkrankungen, Herzinfarkten, Schlaganfällen, etc. Es besteht jedoch kein Grund zur Sorge, der Zustand ist sehr leicht abwendbar und behandelbar. Tatsächlich liegt es allein in deinen Händen und vor allem in der Art deiner Ernährung.

Die Rezepte, die in diesem Buch zu finden sind, verwenden wissenschaftlich anerkannte Zutaten zur Senkung des Blutdrucks: Bohnen, Brokkoli, Buchweizen, rote Paprika, fettarme Speisen und im allgemein Nahrungsmittel, die reich an Calcium, Kalium und Magnesium. Während das Hauptziel darin bestehen wird Bluthochdruck zu senken oder zu verhindern, kommst du beim Ausprobieren dieser fettarmen Rezepte in den Genuss einiger weiterer Vorteile wie: Gewichtsverlust, Verbesserung der Verdauung und Energieschübe sowie positive Stimmungsschübe.

Dieses Buch steht verschiedene Rezepte vor, die eine Vielzahl an Nahrungsmittel beinhalten wie: Gemüse, Früchte, fettfreie Milchprodukte, Nüsse, Körner und Gewürze. Diese Rezepte verwenden kein Salz, Pfeffer oder Zucker, aber gleichen diesen Mangel durch Gewürze und natürliche Süßungsmittel wie Honig aus. Ich brauche nicht zu sagen, dass dieses Buch dir einen Ratgeber an die Hand gibt, der dich zu deinem Idealgewicht führt und dich dabei gesund hält und deinen Blutdruck senkt.

48 STARKE REZEPTE, UM DEINEN BLUTHOCHDRUCK UNTER KONTROLLE ZU BEKOMMEN: EINE NATÜRLICHE LÖSUNG ZUR HYPERTONIE OHNE TABLETTEN UND MEDIKAMENTE

1. Haferkleie Muffins mit Rosinen und Walnüsse

Vorteile: Indem du ballaststoffreiche Haferkleie als Mehlersatz verwendest, eignet sich dieses Rezept hervorragend zum Senken deines Blutdrucks und zur Verbesserung deiner Darmgesundheit. Rosinen, die aus biologisch angebauten Trauben entstanden sind, sind nicht nur reich an Kalium, sondern sorgen auch für den süßen Geschmack dieser gesunden Frühstücksoption.

Zutaten:

- 180 g Haferkleie

- 30 ml fettreduzierte Milch

- 1 Ei

- 4 EL Honig

- 2 EL Kokosöl (optional)

- 0,5 TL Backpulver

- 30 g Rosinen

- 30 g Walnüsse

Zubereitung:

Verquirle ein Ei, Honig, Milch und geschmolzenes Kokosöl. Arbeite die Haferkleie und Backpulver unter. Verteile die Mischung in Muffinformen aus Papier. Backe sie 15 Minuten bei 220 °C, bis sie goldbraun sind. Du erhältst 7 Muffins.

Pro Portion: 182 Kalorien, Natrium 116 mg, Kalium 114 mg, Zucker 7 g

2.   Haferkleie Banane Pfannkuchen

Vorteile: Banane und Haferkleie sind beide eine großartige Quelle für Kalium. Banane und fettreduzierter Joghurt stellen die Grundlage dieses Köstlichen Frühstückspfannkuchen dar, der nebenbei außerdem für Gewichtsverlust, Senkung des Blutdrucks und Energieschübe für den Rest des Tages sorgt.

Zutaten:

- 100 g Haferkleie

- 1 reife Banane

- 80 g fettreduzierter Naturjoghurt

- 2 EL. Honig

- Backpulver

Zubereitung: Zerdrücke die Banane und vermenge sie mit fettreduziertem Joghurt und Honig, arbeite die Haferkleie und Backpulver unter. Verteile etwa 2 Esslöffel pro Pfannkuchen in eine Pfanne und brate ihn in Kokos- oder Olivenöl an, bis er auf beiden Seiten knusprig ist. Du erhältst 8 Pfannkuchen.

Pro Portion: 66 Kalorien, Natrium 58 mg, Kalium 97 mg, Zucker 6 g

3. Warm Haferflocken mit Zwetschgen und Nussmischung

Vorteile: Zwetschgen wurden schon immer als das beste Heilmittel für Verdauungsbeschwerden angesehen. Sie sind außerdem ein großer Lieferant für Kalium und einer Vielzahl an Mineralien. Nüsse stecken voller Proteine, Ballaststoffen und essentieller Fettsäuren.

Zutaten:

- 100 g Haferflocken

- 150 ml fettreduzierte Milch

- 50 g getrocknete Zwetschgen in Scheiben

- 40 g gehackte Walnüsse, Pistazien, Haselnüsse etc.

Zubereitung: Bringe Milch in einem Kochtopf zum Köcheln und gib die Zwetschgenscheiben und Haferflocken hinzu. Lass die Mischung bei schwacher Hitze 8 Minuten köcheln, während du gelegentlich umrührst. Garniere mit Zimt und gehackten Nüssen.

Du erhältst 3 Portionen.

Pro Portion: 270 Kalorien, Natrium 25 mg, Kalium 390 mg, Zucker 9 g

4.   "Baklava" Frühstück

Vorteile: Mandarinen sind vollgepackt mit Flavonoiden, Vitamin C, Vitamin A, Folaten und Kalium. Fettreduzierter Joghurt ist eine hervorragende Quelle für Calcium, Vitamin B-2, Vitamin B-12, Kalium und Magnesium.

Zutaten:

- 150 g fettreduzierte Griechischer Joghurt

- 1 EL Honig

- 20 g Pistazien

- 10 g Mandeln

- 1 kleine Mandarine

Zubereitung: Hacke die Pistazien und Mandeln, gib Mandarinen in Scheiben dazu. Verteile den Griechischen Joghurt und Honig über die Mischung und rühre gut um. Du erhältst 2 Portionen.

Pro Portion: 114 Kalorien, Natrium 162 mg, Kalium 157 mg, Zucker 5 g

5.　Haferflocken mit Pekannüsse, Pflaumen und Honig

Vorteile: Pekannüsse sind reich an ungesättigten Fettsäuren und enthalten mehr als 19 Vitamine und Mineralien wie z.B. Vitamine A, B und E, Folsäure, Calcium, Magnesium, Phosphor, Kalium und Zink. Pflaumen werden deinen Hunger eine sehr lange Zeit stillen.

Zutaten:

- 100 g Haferflocken

- 150 ml fettreduzierte Milch

- 20 g gehackte Pekannüsse

- 2 Pflaumen

- 2 EL Honig

Zubereitung: Bringe die Milch in einem Kochtopf zum Köcheln, füge Haferflocken dazu und lasse sie ebenfalls auf niedriger Stufe 8 Minuten köcheln, während du ständig umrührst. Garniere mit gehackten Pekannüsse und in Scheiben geschnittene Pflaumen. Beträufle das Gericht mit Honig. Du erhältst 3 Portionen.

Pro Portion: 230 Kalorien, Natrium 25 mg, Kalium 233 mg, Zucker 9 g

6. Exotischer Buchweizen-Frühstücksporridge

Vorteile: Buchweizen ist ein Supernahrungsmittel, das optimal auf deine Verdauung und deinen Blutdruck einwirkt. Er ist zudem ein guter Lieferant für qualitätsvolle und leicht zu verdauliche Proteine. Kiwis werden als eine der besten Obstsorten zur Senkung des Blutdrucks.

Zutaten:

- 200 g roher Buchweizen

- 200 ml Wasser

- 150 ml fettreduzierte Milch

- 1 Kiwi

- 30 g Melone

Zubereitung: Lasse die Buchweizen über Nacht in Wasser einweichen. Schütte das Wasser dann ab und gib die Buchweizen, Milch, die in Scheiben geschnittene Kiwi und die Melone in einen Mixer und mische alles gut. Du erhältst 4 Portionen.

Pro Portion: 220 Kalorien, Natrium 23 mg, Kalium 319 mg, Zucker 3,5 g

7.   Sommerbeeren-Joghurt-Schüssel

Vorteile: Erdbeeren, Heidelbeeren und Himbeeren sind reich an Nährstoffen, Antioxidantien und sekundären Pflanzenstoffen, die Diabetes, Bluthochdruck und sogar einige Krebsarten abwenden oder heilen.

Zutaten:

- 200 g fettreduzierte Joghurt

- 50 g frische Heidelbeeren

- 50 g frische Erdbeeren

- 50 g frische Himbeeren

- 50 g Haferflocken

Zubereitung: Vermenge die Beeren, Joghurt und Haferflocken in einer Schüssel und serviere. Du erhältst 3 Portionen.

Pro Portion: 90 Kalorien, Natrium 48 mg, Kalium 280 mg, Zucker 7 g

8.   Pflaume-Nektarine-Smoothie

Zutaten: Nektarinen sind reich an beta-Carotin, Vitamin A, Vitamin C, Ballaststoffe und Kalium. Pflaumen enthalten gesättigte Fettsäuren und stecken voller Mineralien und Vitamine.

Zutaten

- 100 g fettreduzierter Joghurt

- 150 ml fettreduzierte Milch

- 4 mittlere, reife Pflaumen

- 1 Nektarine

Zubereitung: Gib den Joghurt, Milch, geschnittene und entkernte Pflaumen und Nektarine in einen Mixer und mische alles. Verteile den Inhalt in Gläser und serviere. Du erhältst 2 Portionen.

Pro Portion: 99 Kalorien, Natrium 69 mg, Kalium 376 mg, Zucker 12 g

9.   Cremiger Buchweizen

Vorteile: Dieses Rezept weist alle Vorteile von Supernahrungsmitteln wie Buchweizen und Banane auf. Fettreduzierte Milch weist dieses Rezept als ernährungsfreundlich und gesund aus.

Zutaten:

- 100 g Buchweizen

- 200 ml Wasser

- 40 ml fettreduzierte Milch

- 1 Banane

- 2 EL Honig

Zubereitung: Bringe das Wasser in einem Kochtopf zum Kochen, füge Buchweizen bei und lass sie 10 Minuten köcheln, bis sie die ganze Flüssigkeit aufgesogen haben. Gib die in Scheiben geschnittenen Bananen dazu und beträufle sie mit Honig. Du erhältst 4 Portionen.

Pro Portion: 157 Kalorien, Natrium 20 mg, Kalium 218 mg, Zucker 9 g

10.   Gebackte Äpfel mit Haferflocken und Nüsse

Vorteile: Äpfel sind sehr reich an wichtigen Antioxidantien, Flavonoiden und Ballaststoffen, die das Risiko einer Krebserkrankung, von Hypertonie, Diabetes und Herzerkrankungen senken.

Zutaten:

- 2 mittlere Äpfel

- 3 EL Honig

- 40 g Haferflocken

- 30 g Walnüsse oder Pekannüsse

Zubereitung: Schäle die Äpfel und halbiere sie, entferne das Gehäuse und lege die Äpfel in eine mit Backpapier ausgelegte Backform. Hacke die Walnüsse oder Pekannüsse, vermische sie mit den Haferflocken und garniere die Äpfel mit dieser Mischung. Träufle Honig darauf und stelle die Form 20 Minuten in den vorgeheizten Backofen bei 160°C, bis die Äpfel zart und golden sind. Du erhältst 4 Portionen.

Pro Portion: 179 Kalorien, Natrium 2 mg, Kalium 181 mg, Zucker 4 g

11. Frühstücksquinoa-Salat mit gebackten Pfirsiche und Nüsse

Vorteile: Quinoa enthält Eisen, Magnesium, Kalium, Calcium, Vitamin E und Ballaststoffe. Pfirsiche bieten dir eine große Auswahl an Calcium, Kalium, Magnesium.

Zutaten:

- 50 g Quinoa

- 150 ml Wasser

- 40 ml fettreduzierte Milch

- 2 mittlere Pfirsiche

- 40 g Pistazien

Zubereitung: Hacke die Pfirsiche, lege sie in eine Auflaufform, beträufle sie mit Honig und backe sie bei 200°C etwa 25 Minuten. Koche in der Zwischenzeit die Quinoa nach Packungsanweisung. Vermenge die gehackten Pistazien, Pfirsiche und Quinoa, gieße bei Raumtemperatur Milch bei und serviere warm. Du erhältst 3 Portionen.

Pro Portion: 164 Kalorien, Natrium 80 mg, Kalium 377 mg, Zucker 6 g

12. Leichte Panna Cotta mit Aprikosen, Honig und Walnüssen

Vorteile: Dieses fettreduzierte, cremige und köstliche Dessert wird zu einem deiner Lieblingsrezepte werden. Aprikosen versorgen dich mit Ballaststoffen, Kalium, Eisen und Antioxidantien.

Zutaten:

- 200 g fettreduzierter Joghurt

- 100 ml fettreduzierte Milch

- Vanilleextrakt

- Gelatine oder Agar

- 1 EL Honig

- 2 kleine Aprikosen

- 30 g Walnüsse

Zubereitung: Bedecke die Gelatine oder den Agar mit Wasser und lass sie 10 Minuten einweichen. Erhitze in der Zwischenzeit Milch und Joghurt in einem Kochtopf, während du ständig rührst, damit keine Klumpen entstehen. Gib 1 EL Honig zu Süße hinzu. Schneide die Aprikosen, vermenge sie mit gehackten Walnüssen und teile die Mischung gleichmäßig zwischen 3 kleinen

Backformen auf. Arbeite die Gelatine oder den Agar unter die Flüssigkeit ein und verteile sie in die Formen. Lass die Formen mindestens 6 Stunden im Kühlschrank stehen. Bestreue sie mit gehackten Walnüssen und beträufle sie mit Honig (optional). Du erhältst 3 Portionen.

Pro Portion: 156 Kalorien, Natrium 63 mg, Kalium 324 mg, Zucker 10 g

13.   Heidelbeeren, Pflaume und Haselnuss Salat

Vorteile: Mit diesem Rezept genießt du alle Vorteile von Pflaumen, Heidelbeeren sowie Haselnüssen. Haselnüsse sind reich an ungesättigten Fettsäuren, Magnesium, Calcium und Vitamine B und E.

Zutaten:

- 150 g Heidelbeeren

- 4 mittlere Pflaumen

- 40 g Haselnüsse

- Blattsalat deiner Wahl

Zubereitung: Schneide die Pflaumen und hacke die Haselnüsse. Vermenge alle Zutaten in einer Salatschüssel und serviere. Du erhältst 2 Portionen.

Pro Portion: 139 Kalorien, Natrium 0 mg, Kalium 221 mg, Zucker 5 g

14.   Gebackter Kürbis und Karottensalat

Vorteile: Kürbis senkt deinen Blutdruck und ist extrem förderlich für dein Herz. Karotten sind reich an Vitamin A, Vitamin C, Vitamin K, Vitamin B8, Pantothensäure, Folate, Kalium, Eisen, Kupfer und Mangan.

Zutaten:

- 200 g Kürbis

- 100 g Karotten

- 100 g Fetakäse

- 1 EL Honig

- 30 g Pinienkerne

Zubereitung: Schneide den Kürbis und die Karotten, beträufle sie mit Honig und backe sie, bis sie zart sind bei 200°C. Würfle den Fetakäse. Vermenge alle Zutaten und serviere. Du erhältst 3 Portionen.

Pro Portion: 139 Kalorien, Natrium 0 mg, Kalium 221 mg, Zucker 5 g

15. Cherrytomaten-Granatapfel-Salat

Vorteile: Cherrytomaten stecken voller Vitamine und Mineralien, die wichtig für deine Gesundheit sind. Granatäpfel haben nachweislich Blutdruck senkende Eigenschaften.

Zutaten:

- 150 g Cherrytomaten

- 1 mittlerer Granatapfel

- 1 mittlere rote Zwiebel

- 50 g Fetakäse

Zubereitung:

Halbiere die Cherrytomaten, würfle die Zwiebeln und den Fetakäse grob und vermenge sie mit dem Granatapfel. Beträufle sie mit Zitronensaft (optional) und serviere. Du erhältst 3 Portionen.

Pro Portion: 101 Kalorien, Natrium 190 mg, Kalium 316 mg, Zucker 10 g

16. Grüner Salat mit cremiger Avocadosauce

Vorteile: Brokkoli ist ein Lieferant für Ballaststoffe, Vitamin B6, Vitamin E, Mangan, Vitamin B1, Vitamin A, Kalium und Calcium. Unglaublich nahrhaft und vollgepackt mit Kalium und anderen Mineralien sollten Avocados einen großen Stellenwert in deiner Ernährung einnehmen.

Zutaten:

- 100 g Brokkoli

- 100 g grüne Erbsen

- Spinat (zum Abschmecken)

- 0,5 reife Avocado

- 50 g fettreduzierter Joghurt

Zubereitung: Erhitze den Brokkoli 15 Minuten und zerkleinere ihn. Vermenge ihn mit Erbsen und frischen Spinatblättern. Gib das Fruchtfleisch der Avocado und den Joghurt in einen Mixer und vermische alles. Verteile die Sauce auf den Salat und beträufle ihn mit Zitronensaft oder Olivenöl (optional). Du erhältst 2 Portionen.

Pro Portion: 184 Kalorien, Natrium 59 mg, Kalium 722 mg, Zucker 5 g

17. Süßkartoffelküchlein mit Spinat und Champignons

Vorteile: Süßkartoffeln sind ein hervorragender Lieferant für Vitamin A, Vitamin C, Mangan, Kupfer, Pantothensäure und Kalium. Spinat steckt voller Proteinen, Ballaststoffen, Vitamine A, C, E und K, Thiamin, Vitamin B6, Calcium, Eisen, Magnesium, Phosphor und Kalium.

Zutaten:

- 100 g Süßkartoffel

- Spinat

- 100 g Champignons

- 1 kleine rote Zwiebel

- Olivenöl

- 60 g Buchweizenmehl

Zubereitung: Würfle die Zwiebel fein und brate sie in Olivenöl an, bis sie leicht braun sind. Hacke die Champignons und gib sie in die Pfanne. Brate sie 20 Minuten auf niedriger Stufe, während du – wenn nötig – etwas Wasser zugibst. Hacke die Spinatblätter fein und brate sie weitere 5 Minuten. Erhitze in der Zwischenzeit die Süßkartoffel, püriere sie und gib etwas Olivenöl zu. Vermenge die Champignons, das Süßkartoffelpüree und

Buchweizenmehl. Forme daraus die Küchlein und brate sie in Olivenöl an, bis sie auf beiden Seiten goldbraun sind. Du erhältst 5 Küchlein.

Pro Portion: 111 Kalorien, Natrium 10 mg, Kalium 228 mg, Zucker 1 g

18. Maissuppe mit weißen Bohnen und Blumenkohl

Vorteile: Mais verfügt über viele Vitamine und Mineralien. Indem du die ballaststoffreichen weißen Bohnen verzehrst, kannst du das Risiko senken, an Krebs oder Bluthochdruck zu erkranken.

Zutaten:

- 100 g süßer Mais

- 50 g weiße Bohnen

- 2 kleine Kartoffeln

- 100 g Blumenkohl

- 50 ml fettreduzierte Milch

- 1 mittlere Zwiebel

Zubereitung: Schäle, würfle und koche die Kartoffeln, bis sie gar sind. Füge Milch bei und lass sie abkühlen. Brate in der Zwischenzeit die gehackten Zwiebeln in Olivenöl zusammen mit dem zerbröselten Blumenkohl etwa 15 Minuten, bis sie goldbraun sind. Vermenge in einem Kochtopf die Kartoffeln mit der Flüssigkeit, Blumenkohl, gib die gekochten Bohnen und den süßen Mais bei. Serviere warm. Gib etwas fettreduzierten Käse darauf (optional). Du erhältst 3 Portionen.

Pro Portion: 191 Kalorien, Natrium 29 mg, Kalium 1018 mg, Zucker 5,9 g

19. Gegrillte Wassermelone mit Granatapfel, Fetakäse und Orange

Vorteile: Wassermelone ist eine bedeutende Quelle für Vitamine A, B6 und C, Antioxidantien, Aminosäuren und Kalium. Fetakäse beliefern dich mit für deine Ernährung relevanten Schlüsselvitaminen und Mineralien.

Zutaten:

- 100 g Wassermelone

- 70 g Fetakäse

- 1 mittlerer Granatapfel

- 0,5 mittlere Orange

Zubereitung: Würfle die Wassermelone (vergiss dabei nicht, die Kerne zu entfernen), lege sie in eine Backform und stell deinen Backofen auf Grillmodus ein (verwende alternativ einen Grill-Backofen), koche die Wassermelone, bis sie auf beiden Seiten zart ist. Schneide den Fetakäse in Würfel und vermenge ihn mit der geschnittenen Orange und Granatapfel. Gib die gegrillte Wassermelone hinzu und serviere direkt im Anschluss. Du erhältst 2 Portionen.

Pro Portion: 157 Kalorien, Natrium 391 mg, Kalium 277 mg, Zucker 15 g

20.   Russische Kohlsuppe

Vorteile: Kartoffeln sind reich an Kalium und, wenn sie in Maßen gegessen werden, haben ausschließlich positive Auswirkungen auf deine Gesundheit. Diese Suppe ist extrem fettreduziert und wird dir dabei helfen, extra Pfunde zu verlieren und deinen Stoffwechsel anzuregen.

Zutaten:

- 100 g Kohl

- 100 g Karotten

- 1 mittlere Zwiebel

- 2 kleine Kartoffeln

- Petersilie und Dill (zum Abschmecken)

Zubereitung: Vermenge die geriebenen Karotten und die gehackten Zwiebeln zusammen in einer Bratpfanne und brate sie 10 Minuten, bis sie goldbraun sind. Schneide in der Zwischenzeit den Kohl und die Kartoffeln in mittlere, gleichgroße Stücke und koche sie. Gib nach der Hälfte der Zeit (nach etwa 15 Minuten) die Karotten hinzu und lass die Suppe weitere 15-20 Minuten auf mittlerer Stufe köcheln. Füge die gehackte Petersilie und den Dill bei. Du erhältst 3 Portionen.

Pro Portion: 101 Kalorien, Natrium 14 mg, Kalium 571 mg,

Zucker 4 g

21.   Süßkartoffel-Karotte-Kürbis-Suppe mit Kümmel und Koriander

Vorteile: Diese Suppe ist vollgepackt mit Kalium und anderen Blutdruck senkenden Mineralien.

Zutaten:

- 1 mittlere Süßkartoffel

- 2 Karotten

- 100 g Kürbis

- 1 mittlere rote Zwiebel

- 100 ml fettreduzierte Milch (vorzugsweise Mandelmilch)

- Kümmel (zum Abschmecken)

- Koriander (zum Abschmecken)

Zerkleinere die Süßkartoffel, Karotten und den Kürbis in einer Schüssel und mische alles. Erhitze in einer Bratpfanne 1 EL Olivenöl und brate die gehackte Zwiebel darin, bis sie weich ist. Gib etwas Olivenöl hinzu und vermenge sie mit dem zerkleinerten Gemüse, dem Kümmel und Koriander und vermische alles. Verteile die Milch langsam in einen Kochtopf, während du sie umrührst und lass sie auf mittlerer Stufe 30 Minuten

köcheln. Drehe die Hitze ab und lass sie abkühlen.
Verwende einen Mixer, bis eine cremige Masse entsteht.
Serviere warm, gib die Kürbiskerne oder eine zerkleinerte
Kokosnuss darauf (optional). Du erhältst 2 Portionen.

Pro Portion: 197 Kalorien, Natrium 90 mg, Kalium 726 mg,
Zucker 12 g

22.   Blumenkohlkruste Kürbispizza

Vorteile: Blumenkohl ist reich an Vitamin C, Proteine, Thiamin, Riboflavin, Niacin, Magnesium, Phosphor, Ballaststoffe, Vitamin B6, Folaten, Pantothensäure, Kalium und Mangan. Genieße deine Pizza ohne dich um dein Gewicht kümmern zu müssen.

Zutaten:

- 100 g Blumenkohl

- 1 große rote Zwiebeln

- 50 g Kürbis

- 50 g Tomatenmark

- Basilikum (zum Abschmecken)

- 40 g Buchweizenmehl

- 1 kleine Ei

- 40 g fettreduzierte Käse oder Mozzarella

Zubereitung:

Koche den Blumenkohl 5 Minuten bei mittlerer Hitze und gib ihn in einen Mixer. Gieße das Wasser ab und breite ihn auf einem Küchentuch aus, bis er trocken ist. Schlage ein Ei und vermenge es mit dem Blumenkohl und dem

Buchweizenmehl, knete den Teig für eine Weile und verteile ihn auf Backpapier. Koche die Sauce: vermische den zerkleinerten Kürbis mit den pürierten Tomaten, der gehackten Zwiebel und lass die Mischung 15 Minuten köcheln, bis sie relativ dick ist. Füge Basilikum bei (optional). Verteile die Sauce über die Kruste, gib den geriebenen, fettreduzierten Käse oder Mozzarella darauf und backe alles 30 Minuten bei 220 °C.

Pro ganzer Pizza: 377 Kalorien, Natrium 354 mg, Kalium 1151 mg, Zucker 14 g

23.   Leichte Beete und Orangensalat

Vorteile: Rote Beete sind reich an dem Immunsystem verstärkenden Vitamin C, Ballaststoffe und wichtigen Mineralien wie Kalium und Mangan. Orangen sind ein hervorragender Lieferant für Vitamin C, Ballaststoffe, Vitamin A, Calcium, Kupfer und Kalium.

Zutaten:

- 1 mittlerer Rote Beete

- 1 mittlere Orange

- 40 g Pinienkerne

- Spinat

- 30 g fettreduzierter Joghurt

Zubereitung: Koche die Beete und schneide sie in Würfel, schneide die Orangen in Scheiben. Vermische alle Zutaten. Beträufle sie mit Joghurt und serviere. Du erhältst 3 Portionen.

Pro Portion: 143 Kalorien, Natrium 43 mg, Kalium 390 mg, Zucker 8 g

24.   Kartoffelpüree mit leichter Champignonsauce

Vorteile: Champignons sind Lieferanten für Selen, einem antioxidantischen Mineral, sowie für Kupfer, Niacin, Kalium und Phosphor. Zusätzlich dazu versorgen dich Champignons mit Proteinen, Vitamin C und Eisen. Zusammen mit Kartoffelpüree ergibt sich ein cremiger Geschmack.

Zutaten:

- 2 mittlere Kartoffeln

- 100 g Champignons

- 100g fettreduzierter Joghurt

- 30 g fettreduzierter Käse

Zubereitung: Wasche die Kartoffeln sorgfältig, aber schäle sie nicht. Backe sie 30 Minuten bei 200°C, bis sie zart sind. Würfle in der Zwischenzeit die Champignons und brate sie 20 Minuten in Olivenöl. Lass die Kartoffeln abkühlen, halbiere sie und nimm den Inhalt heraus. Zerdrücke ihn und vermenge mit Joghurt und den Champignons. Fülle die Kartoffelschalen damit, gib etwas geriebenen Käse darauf und backe sie weitere 5 Minuten. Du erhältst 2 Portionen.

Pro Portion: 143 Kalorien, Natrium 43 mg, Kalium 390 mg, Zucker 8 g

25.   Champignon-Karotte-Topfkuchen

Vorteile: Dieses Rezept ist eine hervorragende Alternative zu normalen, fettigem Topfkuchen, der es allerdings nicht an Geschmack mangelt und als gutes Beispiel für Hausmannskost dient.

Zutaten:

- 100 g Champignons

- 100g Karotten

- 50 g Kartoffeln

- 40 g fettreduzierter Joghurt

- 30 g fettreduzierter Käse

- 1 mittlere rote Zwiebel

Zubereitung: Vermenge die geraspelten Karotten, die gewürfelten Champignons und Zwiebel in einer Pfanne und brate sie 20 Minuten auf niedriger Stufe, während du bei Bedarf etwas Wasser hinzufügst. Koche in der Zwischenzeit die Kartoffeln und zerdrücke sie mit Joghurt. Lege die Champignons auf den Boden einer Backform, verteile darauf die zerdrückten Kartoffeln und den geriebenen Käse. Backe den Kuchen 30 Minuten bei 200°C. Du erhältst 2 Portionen.

Pro Portion: 98Kalorien, Natrium 113 mg, Kalium 511 mg, Zucker 6 g

26. Avocado-Karotte-Orangen-Salat mit Spinat und Fetakäse

Vorteile: Dieses Rezept vereinigt die besten Nahrungsmittel zur Senkung deines Blutdrucks und ist sehr förderlich für dein Verdauungssystem und dein Herz.

Zutaten:

- 1 reife Avocado

- 100g Karotten

- 100 g Orange

- Spinat

- 100 g Fetakäse

- 1 EL Honig

Zubereitung: Schneide die Karotten in Ringe, beträufle sie mit Honig und brate sie in Olivenöl an, bis sie leicht braun sind. Würfle die Avocado, Orangen und Fetakäse. Vermenge alle Zutaten und serviere. Du erhältst 3 Portionen.

Pro Portion: 260 Kalorien, Natrium 399 mg, Kalium 456 mg, Zucker 9 g

27. Gefüllte Kohlblätter

Vorteile: Schwarzer Reis, ein Supernahrungsmittel, das dieser Tage immer mehr an Popularität gewinnt, ist sehr förderlich für dein Immunsystem und außerdem eine sehr kalorienarme Alternative zum normalen Reis. Rosinen sind hervorragende Lieferanten für B Vitamine, Eisen und Kalium.

Zutaten:

- 3 mittlere Kohlblätter

- 100 g schwarzer Reis

- 100 g Basmati-Reis

- 50 g Rosinen

- Currypulver (zum Abschmecken)

- Kurkuma (zum Abschmecken)

Zubereitung: Koche die Kohlblätter, bis sie zart sind. Bereite in der Zwischenzeit die verschiedenen Reissorten nach Packungsanweisung zu. Würze mit Currypulver und Kurkuma, vermenge mit den Rosinen und gib die Mischung auf jeweils ein Kohlblatt. Serviere warm. Du erhältst 3 Portionen.

Pro Portion: 230 Kalorien, Natrium 9 mg, Kalium 227 mg,

Zucker 10 g

28. Frühlings-Quinoa

Vorteile: Diese köstliche Alternative zur spanischen Pasta steckt voller gesunder Nährstoffe, ist kalorienarm und reich an Proteinen.

Zutaten:

- 100 g Quinoa

- 100 g Brokkoli

- 50 g Erbsen

- 100 g Cherrytomaten

- 1 kleine Karotte

Zubereitung: Würfle das ganze Gemüse und leg es in einen Kochtopf. Beträufle ihn mit Olivenöl und brate es 5 Minuten. Wasche die Quinoa und gib sie ebenfalls in einen Kochtopf. Bedecke sie mit Wasser und koche, bis die gesamte Flüssigkeit aufgenommen wurde. Du erhältst 3 Portionen.

Pro Portion: 160 Kalorien, Natrium 26 mg, Kalium 466 mg, Zucker 3 g

29. Gebackte Auberginen in Tomatensauce

Vorteile: Auberginen sind reich an Ballaststoffen, Vitamine B1 und B6, Kalium und verschiedenen Mineralien. Tomaten sind vollgepackt mit Vitamin C, Biotin, Molybdän und Vitamin K, Kupfer, Kalium, Mangan, Ballaststoffen, Vitamin A, Vitamin B6, Folaten, Niacin, Vitamin E und Phosphor.

Zutaten:

- 1 mittlere Aubergine

- 2 Riesentomaten

- 1 mittlere Paprika

- 50 g Oliven

- 1 mittlere rote Zwiebel

- 50 g Mozzarella

- Basilikum (zum Abschmecken)

- Rosmarin (zum Abschmecken)

Zubereitung: Würfle die Zwiebeln fein und brate sie, bis sie goldbraun sind, gib die gehackten Tomaten, Pfeffer, Oliven und Gewürze hinzu. Lass alles 15 Minuten bei mittlerer Hitze köcheln. Schneide in der Zwischenzeit die Auberginen und bedecke sie mit kaltem, gesalzenem

Wasser. Lass sie ruhen, bis die Sauce fertig ist. Lege die Aubergine dann auf den Boden einer Backform und verteile die Sauce darauf. Garniere mit Mozzarella und backe 40 Minuten bei 200°C. Du erhältst 3 Portionen.

Pro Portion: 140 Kalorien, Natrium 254 mg, Kalium 380 mg, Zucker 5 g

30. Gebackte Bohnen

Vorteile: Äpfel, Karotten und Tomaten: die drei besten Lebensmittel um Gewicht zu verlieren. Kidneybohnen sind gute Lieferanten für Ballaststoffe und werden als eines der gesündesten Lebensmittel angesehen.

Zutaten:

- 100 g Äpfel

- 100 g Karotten

- 1 Dose rote Bohnen

- 100 g Tomatenpüree

- Rosmarin (zum Abschmecken)

- Oregano (zum Abschmecken)

Zubereitung: Zerkleinere die Äpfel und die Karotten und mische sie zusammen. Vermenge die zerkleinerte Mischung, das Tomatenpüree und die Bohnen. Gib Rosmarin und Oregano hinzu und backe alles 20 Minuten bei 200°C. Du erhältst 3 Portionen.

Pro Portion: 250 Kalorien, Natrium 40 mg, Kalium 1122 mg, Zucker 8 g

31. Curry-Blumenkohl

Vorteile: Curry, außer dass es einen einzigartigen Geschmack hat, der zu nahezu jedem Gemüse passt, ist außerdem ein großer Unterstützer des Immunsystems. Blumenkohl eignet sich perfekt zum Abnehmen und verbessert die Verdauung.

Zutaten:

- 200 g Blumenkohl

- Curry (zum Abschmecken)

- 2 EL Zitronensaft

- Koriander (zum Abschmecken)

Zubereitung: Würfle oder zerbrösele den Blumenkohl, beträufle ihn mit Olivenöl und Zitronensaft, gib Currypulver und Koriander darüber und backe alles 20 Minuten bei 200°C. Du erhältst 2 Portionen.

Pro Portion: 110 Kalorien, Natrium 33 mg, Kalium 380 mg, Zucker 2 g

32. Bohnen und Zucchini Küchlein

Vorteile: Zucchini hat einen hohen Gehalt an Vitamin A, **Magnesium**, **Folaten**, **Kalium**, Kupfer, und **Proteinen**. Buchweizenmehl ist ein großartiger Ersatz von Weizenmehl. Es ist kalorienarm und förderlich für deine Gesundheit.

Zutaten:

- 1 mittlere Zucchini

- 1 Dose schwarze Bohnen

- 1 mittlere rote Zwiebel

- Chilli (zum Abschmecken)

- Kümmel (zum Abschmecken)

- 50 g Buchweizenmehl

Zubereitung: Würfle die Zwiebel und brate sie in Olivenöl an, bis sie goldbraun ist, füge Chillipulver und Kümmel bei. Zerkleinere die Zucchini und gib sie mit den Bohnen und der Zwiebel in einen Mixer. Vermische alles, füge Mehl bei und forme aus dem Teig Küchlein Brate sie von beiden Seiten an, bis sie knusprig sind. Du erhältst 6 Küchlein.

Pro Portion: 151 Kalorien, Natrium 7 mg, Kalium 460 mg, Zucker 2 g

33.   Gebackte Kartoffeln mit Polenta und Rosmarin

Vorteile: Polenta ist ein kohlenhydratarmes Essen, das reich an Vitamin A und C ist. Sie hat aber auch noch andere Vorteile wie die Abwehr von Krebs und Herzerkrankungen.

Zutaten:

- 4 kleine Kartoffeln

- 50 g Polenta

- Rosmarin

- 50 g fettreduzierter Joghurt

Zubereitung: Wasche die Kartoffeln und schäle sie. Bereite den Belag zu: Vermische die Polenta mit Joghurt und Rosmarin. Bedecke die Kartoffeln mit diesem Belag und backe sie 30 Minuten bei 200°C. Du erhältst 4 Portionen.

Pro Portion: 89 Kalorien, Natrium 12 mg, Kalium 233 mg, Zucker 1,5 g

34.   Süßkartoffel, Bohnen und Avocado Salat

Vorteile: Dieses Rezept ist die beste Wahl, wenn du nach etwas schaust, das viele Proteine und Ballaststoffe besitzt.

Zutaten:

- 1 mittlere Süßkartoffel

- 1 reife Avocado

- 1 Dose schwarze Bohnen

- 1 EL Zitronensaft

- Koriander

- Petersilie

Zubereitung: Schäle die Süßkartoffel und würfle sie. Backe sie, bis sie weich sind. Vermenge in der Zwischenzeit die zerdrückte Avocado, Bohnen, Koriander und Petersilie. Füge die Süßkartoffel bei, mische alles. Träufle Zitronensaft darüber und serviere lauwarm. Du erhältst 3 Portionen.

Pro Portion: 172 Kalorien, Natrium 19 mg, Kalium 512 mg, Zucker 3 g

35. Würziger Karottenreis

Vorteile: Dieses fettreduzierte Rezept ist die beste Wahl, um deine Freunde und verwandten zu beeindrucken. Cashewkerne bringen dem Ganzen viele Vorteile: sie stecken voller Kupfer, Mangan, Magnesium, Phosphor, Eisen, Selen, Vitamin B6.

Zutaten:

- 100 g brauner oder schwarzer Reis

- 2 kleine Karotten

- 1 mittlere rote Zwiebel

- 1 mittlere Tomate

- 30 g Cashews

- Zimt

- Koriander

Zubereitung: Würfle die Zwiebeln, Tomaten, raspele die Karotten, gib Zimt und Koriander bei und brate alles 15 Minuten auf niedriger Stufe. Bereite in der Zwischenzeit den Reis nach Packungsanweisung zu. Vermenge die Gemüsesauce, den Reis und die gehackten Cashewkerne. Serviere direkt im Anschluss. Du erhältst 4 Portionen.

Pro Portion: 160 Kalorien, Natrium 22 mg, Kalium 302 mg,

Zucker 3 g

36.   Ananas, Mais und Curryquinoa

Vorteile: Ananas beliefern dich mit Kalium, Kupfer, Mangan, Calcium, Magnesium, Vitamin C, beta-Carotin, Thiamin, B6 und Folaten. Mais steigt zu deinem Lieblings-Nahrungsmittel deines neuen Ernährungsplans auf.

Zutaten:

- 80 g Quinoa

- 100 g Ananas

- 1 Dose süßer Mais

- Currypulver

Zubereitung: Bereite die Quinoa nach Packungsanweisung zu. Würfle die Ananas, gib Mais und Currypulver hinzu. Vermenge die Mischung mit der gekochten Quinoa und serviere kalt. Du erhältst 3 Portionen.

Pro Portion: 156 Kalorien, Natrium 2 mg, Kalium 306 mg, Zucker 5 g

37. Gebackte Zucchini mit Champignons und Pinienkerne

Vorteile: Pinienkerne enthalten Nährstoffe, die dich mit Energie versorgen und sind außerdem ein guter Lieferant für Magnesium.

Zutaten:

- 1 mittlere Zucchini

- 100 g Champignons

- 40 g Pinienkerne

- 2 EL Olivenöl

- 1 EL Knoblauchpulver

Zubereitung: Schneide die Zucchini in Ringe, würfle die Zwiebeln, gib Knoblauchpulver und Pinienkerne hinzu. Beträufle mit Olivenöl und backe alles 30 Minuten bei 160°C. Du erhältst 3 Portionen.

Pro Portion: 197 Kalorien, Natrium 9 mg, Kalium 388 mg, Zucker 3 g

38. Süßkartoffelpudding mit gemischten Nüssen

Vorteile: Süßkartoffel ist proteinreich und verfügt über einen außerordentlichen Geschmack, der sowohl mit süßen als auch würzigen Rezepten harmoniert. Nüsse stecken voller Kalium und Magnesium sowie essentieller Mineralien, die deinen Bluthochdruck senken.

Zutaten:

- 1 mittlere Süßkartoffel

- 1 Tasse Kokosmilch oder fettreduzierte Milch

- 1 EL. Honig

- 50 g gemischte Nüsse (Walnüsse, Pistazien, Haselnüsse etc.)

Zubereitung: Koche die Süßkartoffel und gib sie in einen Mixer, verteile Kokosmilch darüber sowie Honig. Gib die gemischten Nüsse dazu und rühre gut um. Verteile die Mischung auf 3 Tassen und lass sie über Nacht im Kühlschrank stehen.

Pro Portion: 208 Kalorien, Natrium 162 mg, Kalium 416 mg, Zucker 12 g

39.   Frühlingszwiebeln mit Buchweizenkuchen

Vorteile: Frühlingszwiebel sind reich an Vitamin C, Vitamin B2, Thiamin, Vitamin A, Vitamin K, Kupfer, Phosphor, Magnesium, Kalium, Chrom, Mangan und Ballaststoffen. Sie stärken dein Immunsystem und wenden zahlreiche Krankheiten wie Herzerkrankungen ab

Zutaten:

- 30 g Frühlingszwiebeln

- 50 g Buchweizenmehl

- 1 Ei

- Koriander

- Petersilie

- Dill

Zubereitung: Würfle die Frühlingszwiebel, vermenge mit Koriander, Petersilie und Dill. Vermische 1 Ei mit Buchweizenmehl und Zwiebeln. Brate es auf beiden Seiten an. Du erhältst 4 dünne Küchlein.

Pro Portion: 60 Kalorien, Natrium 18 mg, Kalium 108 mg, Zucker 0,6 g

40.   Risotto mit Kirschen, Cranberrys und Kokosnuss

Vorteile: Kirschen enthalten Ballaststoffe, Vitamin C, Carotenoide, sie wehren Krebs oder einen Schlaganfall ab und helfen dir, Gewicht zu verlieren. Cranberrys sind ein guter Lieferant für Vitamin C, Ballaststoffe, Mangan, Vitamin E, Vitamin K, Kupfer und Pantothensäure.

Zutaten:

- 100 g Reis

- 100 ml fettreduzierte Milch oder Kokosmilch

- 50 g Kirschen

- 30 g kandierte Cranberrys

- geriebene Kokosnuss (zum Abschmecken)

- Mandelflocken (optional)

- 2 EL Honig

Zubereitung: Bringe die Milch zum Kochen und gib den Reis hinzu, während du kontinuierlich umrührst. Koche den Reis auf niedriger Stufe, bis die Mischung die Gestalt von Porridge annimmt. Rühre die Beeren und Honig unter. Mische gut. Bestreue mit geriebener Kokosnuss und Mandelflocken. Du erhältst 3 Portionen.

Pro Portion: 198 Kalorien, Natrium 20 mg, Kalium 115 mg, Zucker 14 g

41. Äpfel und Selleriesuppe

Vorteile: Sellerie ist sehr reich an Vitamin K, Folaten, Vitamin A, Kalium, Vitamin C und Ballaststoffe. Sein Saft und die leichte Suppe ist kalorien- und fettarm.

Zutaten:

- 100 g Sellerie

- 2 mittlere Äpfel

- 100 ml Gemüsebrühe

- 1 mittlere Zwiebel

- 2 EL Olivenöl

Zubereitung: Erhitze 2 EL Olivenöl in einen mittleren Kochtopf, gib die fein gewürfelten Zwiebeln dazu und brate sie, bis sie goldbraun sind. Füge den Apfel hinzu sowie den Sellerie. Rühre die Gemüsebrühe unter und 50 ml Wasser. Lass die Suppe auf niedriger Stufe 30 Minuten köcheln. Du erhältst 3 Portionen.

Pro Portion: 163 Kalorien, Natrium 29 mg, Kalium 270 mg, Zucker 15 g

42. Rote-Beete-Karotte-Suppe

Vorteile: Rote Beete kann deine Verdauung fördern und deinen Blutdruck senken. Diese Suppe ist vollgepackt mit alltäglichem Gemüse, welche sehr gut zusammenpassen und wichtig zum Abnehmen sind.

Zutaten:

- 1 mittlere Rote Beete

- 2 mittlere Karotten

- 1 Riesenkartoffel

- 100 ml Gemüsebrühe

- 1 kleine Zucchini

- 1 mittlere Tomate

Zutaten: Wasche und schäle die Rote Beete, die Karotten, Zucchini und Kartoffeln. Gib die gewürfelten Tomaten dazu und bedecke sie mit der Gemüsebrühe und 200 ml Wasser. Bringe sie zum Kochen und lass sie 40 Minuten auf niedriger Stufe köcheln. Serviere warm. Du erhältst 4 Portionen.

Pro Portion:74 Kalorien, Natrium 61 mg, Kalium 556 mg, Zucker 7 g

43. Buchweizen-Shakshuka

Vorteile: Buchweizen und Tomatensauce passen wunderbar zusammen und bilden zusammen einen einzigartigen Geschmack des mittleren Ostens.

Zutaten:

- 150 g Tomatenmark

- 2 kleine Eier

- 50 g Buchweizen

- 1 mittlere rote Zwiebel

- Petersilie

- Dill

- Kümmel

- Paprika

Zubereitung: Würfle die Zwiebel und brate sie in Olivenöl, bis sie goldbraun ist, gib Tomatenmark hinzu und lass alles auf niedriger Stufe 10 Minuten köcheln, füge vorsichtig die Gewürze bei. Schlage 2 Eier in die Sauce, aber rühre nicht um. Lege den Deckel auf den Topf und lass ihn auf dem Herd stehen, bis sie Eier gar sind. Koche in der Zwischenzeit den Buchweizen gemäß den Packungsanweisungen in leicht gesalzenem Wasser.

Serviere 2 Gerichte gleichzeitig. Du erhältst 2 Portionen.

Pro Portion:103 Kalorien, Natrium 75 mg, Kalium 459 mg, Zucker 6 g

44.   Gebacktes Sommergemüse

Paprika sind genau wie Cherrytomaten vollgepackt mit gesunden Nährstoffen, sie haben gegen Krebs wirkenden und den Blutdruck senkende Eigenschaften.

Zutaten:

- 100 g Cherrytomaten

- 100 g gelbe Cherrytomaten

- 2 mittlere rote Zwiebeln

- 1 kleine gelbe Paprika

Zubereitung: Schneide die Zwiebeln in große Stücke, würfle die Paprika und die Hälfte der Cherrytomaten. Vermenge alles und träufle Olivenöl darüber. Backe alles 30 Minuten bei 200°C. Du erhältst 3 Portionen.

Pro Portion: 49 Kalorien, Natrium 7 mg, Kalium 317 mg, Zucker 6 g

45.   Spinat Brokkoli Linsen

Vorteile: Die beiden ultimativen grünen Gemüsearten (Brokkoli und Spinat) mit Linsen zu vermischen ist sicherlich eine gute Wahl. Linsen beleifern dich mit Molybdän, Folaten, Ballaststoffen, Kupfer, Phosphor, Mangan, Eisen, Proteinen, Vitamin B1, Pantothensäure, Zink, Kalium und Vitamin B6.

Zutaten:

- 100 g Brokkoli

- Frische Spinatblätter

- 50 g rote Linsen

- 30 g fettreduzierter Käse

Zubereitung: Würfle die Spinatblätter und den Brokkoli, gib die Linsen hinzu. Verteile die Mischung in einen Kochtopf, bedecke sie mit Wasser. Koche auf niedriger Stufe, bis die ganze Flüssigkeit verdampft ist und die Linsen gar sind. Bestreue mit geriebenen, fettreduziertem Käse. Du erhältst 2 Portionen.

Pro Portion: 132 Kalorien, Natrium 114 mg, Kalium 435 mg, Zucker 1 g

46. Pistazien und Avocadopesto

Vorteile: Pistazien enthalten Nährstoffe wie Kohlenhydrate, Proteine, Fette, Ballaststoffe, Phosphor, Kalium, Thiamin, Vitamin B-6, beta-Carotin, Calcium, Eisen, Magnesium etc. Dieses Pesto kann mit Sicherheit als gesunde Proteinsauce bezeichnet werden.

Zutaten:

- 1 reife Avocado

- 30 g Basilikumblätter

- 40 g Pistazien

- 2 EL Olivenöl

Zubereitung: Vermische die Zutaten. Serviere zusammen mit Kartoffelpüree oder Toast.

Total (300 g): 870 Kalorien, Natrium 277 mg, Kalium 1477 mg, Zucker 4 g

47. Sommerfruchtsalat

Vorteile: Äpfel, Melonen, Heidelbeeren und Kiwis versorgen dich mit Kalium und anderen essentiellen, gesunden Nährstoffen.

Zutaten:

- 3 mittlere Äpfel

- 100 g Heidelbeeren

- 2 reife Kiwis

- 150 g Melone

Zubereitung: Würfle alle Zutaten und vermische sie. Du erhältst 5 Portionen.

Pro Portion: 97 Kalorien, Natrium 7 mg, Kalium 307 mg, Zucker 18 g

48. Buchweizen und Linsenmüsli

Vorteile: Statt das gewöhnliche gezuckerte Müsli im Supermarkt zu kaufen, bereite dieses einfache und gesunde Frühstücksmüsli einfach selbst zu. Es mangelt nicht an Geschmack und wirkt noch auf andere Arten positiv auf deine Gesundheit ein.

Zutaten:

- 50 g Buchweizen

- 50 g rote Linsen

- 30 g geraspelte Kokosnuss

- 100 g gemischte Nüsse

- 200 ml fettreduzierte Milch (oder Mandelmilch)

Zubereitung: Bereite den Buchweizen und die Linsen nach Packungsanweisung zu. Vermische sie und verteile die Masse gleichmäßig auf Backpapier. Backe sie 30 Minuten bei 200°C. Gib Nüsse und Kokosnuss dazu. Rühre die Milch unter und serviere. Du erhältst 4 Portionen.

Pro Portion: 246 Kalorien, Natrium 101 mg, Kalium 359 mg, Zucker 5 g

WEITERE WERKE DES AUTORS

70 Effective Meal Recipes to Prevent and Solve Being Overweight: Burn Fat Fast by Using Proper Dieting and Smart Nutrition
By
Joe Correa CSN

48 Acne Solving Meal Recipes: The Fast and Natural Path to Fixing Your Acne Problems in Less Than 10 Days!
By
Joe Correa CSN

41 Alzheimer's Preventing Meal Recipes: Reduce or Eliminate Your Alzheimer's Condition in 30 Days or Less!
By
Joe Correa CSN

70 Effective Breast Cancer Meal Recipes: Prevent and Fight Breast Cancer with Smart Nutrition and Powerful Foods
By
Joe Correa CSN

www.ingramcontent.com/pod-product-compliance
Lightning Source LLC
Chambersburg PA
CBHW062152020426
42334CB00020B/2579